ANALYSE

DE L'INFLUENCE EXERCÉE

PAR LA VARIOLE

AINSI QUE

PAR LA RÉACTION VACCINALE

SUR LES MARIAGES ET LES NAISSANCES, SUR LA MORTALITÉ ET LA POPULATION
DE CHAQUE AGE EN FRANCE

POUR FAIRE SUITE A L'OUVRAGE DE DUVILLARD

Et servir de complément à

L'ESSAI DE MORTALITÉ COMPARÉE

PAR H. CARNOT

ANCIEN OFFICIER D'ARTILLERIE.

La question présente est mathématique bien plus que médicale.
Soulevée par La Condamine, cultivée par Bernoulli, par d'Alembert
et par Duvillard avant sa maturité, elle doit au temps seul le
développement que cinquante années de vaccinations lui ont enfin
acquis. Elle est mûre à l'heure qu'il est!

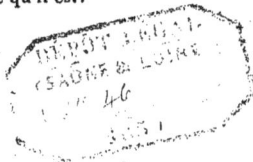

AUTUN

IMPRIMERIES DE MICHEL DEJUSSIEU ET L. VILLEDEY.

1851

SOMMAIRE.

Dans tous les temps et dans tous les pays, l'agent de la variole a toujours eu deux modes d'action ainsi que deux modes de propagation, l'un *externe*, l'autre *interne!*...

Dans le 18e siècle, la variole, accompagnée ou non d'une éruption cutanée, enlevait annuellement en France vingt-quatre individus pour cent nouveaux-nés, savoir : deux entre dix et quarante-cinq ans ; vingt-deux dans les dix premières années de la vie !...

Dans les contrées de la France, telles que la Côte-d'Or, où la vaccine a été, depuis l'année 1819, complètement généralisée, la variole se présente beaucoup plus rarement accompagnée de pustules ! Néanmoins, sur cent nouveaux-nés *parfaitement* vaccinés, vingt-quatre sont encore enlevés par cette hydre, mais tous, ou presque tous, entre dix et quarante-cinq ans !...

La variole *interne* se cachait jadis sous le nom de *convulsions* dans l'enfance, sous celui de fièvre putride dans l'âge adulte ! Aujourd'hui, on la rencontre masquée, sauf les épithètes, sous la dénomination générale d'*entérites!*... [1].

Tel est le résultat incontestable produit par la découverte de la vaccine !

C'est à la démonstration mathématique de ces faits essentiels que l'étude suivante est destinée.

Le respect que nous devons à la mémoire de nos devanciers ne doit pas aller jusqu'à nous égarer avec eux.

---

[1] « Ce sont encore, comme les semaines précédentes, les fièvres entérites qui ont enlevé le plus grand nombre de malades. Sur 465 décès, morts-nés à part, on en compte cette semaine 111 par entérites et fièvres typhoïdes, deux de petite vérole, douze de convulsions, etc., etc.... »

(Préfecture de police. — *Statistique parisienne* du 22 au 28 septembre 1850.)

PRÉLIMINAIRES.

On ne saurait mieux comparer la vie, entre la naissance et l'âge
de la stérilité, qu'au cours d'un fleuve entre. sa source et son
embouchure. Dans toute l'étendue de son parcours, l'homme en
peut détourner les eaux, en faire varier les pentes ; mais il ne peut
diminuer leur chute ; il n'y peut ajouter une goutte !...
« Rien ne peut changer les lois mécaniques qui règlent la durée
» de l'existence. Il y a des spécifiques comme il y a de l'eau de
» Jouvence.... dans les romans ! »

(Buffon.)

Il est certains axiômes providentiels, certains principes généraux, constam-
ment oubliés ou méconnus par les statisticiens modernes, et qu'on ne saurait leur
répéter, ni trop souvent, ni trop haut.

Si la théorie des valeurs *moyennes* sert d'approximation à la vérité dans l'analyse des phénomènes naturels, c'est à l'inexorable condition de n'admettre,
dans leur calcul, que des quantités *homogènes*. Hors de là, elle ne peut conduire
qu'à des conclusions erronées.

Ainsi l'enfant, le jeune homme, le vieillard ne sont point des unités du même
ordre. Employer des moyennes, prises sur la généralité des décès d'un pays,
pour apprécier sa valeur relative à diverses époques, est essentiellement vicieux.
Pour que le résultat d'un calcul, assis sur de pareilles bases, fût digne de con-
fiance, il faudrait que les rapports entre ces diverses unités de population fus-
sent restés invariables.

Or, ce sont précisément ces rapports qui, depuis soixante ans, ont éprouvé
de prodigieuses variations ! Un mot sur leurs causes :

Trente années d'une paix profonde donnent à la France de 1792 une population d'une énergie formidable. Du 24 juin 1791 au 15 novembre 1813, elle
appelle sous les drapeaux 4,556,000 hommes. A peine en revient-il le tiers ?...
Le rapport de la population *mineure* à la population totale augmente par ce
seul fait !

En 1799, apparaît la vaccine ! En 1816, elle a déjà remplacé par des millions
d'enfants les millions d'hommes abattus par le fer ou par le feu ! Le rapport
s'est accru de plus en plus !

En 1792, ce rapport est 0,375 (Deparcieux) : vers 1805, il est 0,419 (Duvillard) : en 1824, il est 0,455 ! (Demonferrand) [1].

Il est encore le même aujourd'hui ; le nombre des électeurs *inscrits* en 1848,
1849 et 1850 le prouve. La réaction vaccinale a remplacé les champs de bataille,
plus terrible deux fois !... car si la guerre détruit les bras laborieux d'un pays,
du moins elle n'en augmente pas les bouches inutiles !...

Les rêveries de Malthus et de son école sont dominées d'une incommensurable
hauteur par les axiômes suivants :

---

[1] Analysant les décès de 1817 à 1831, les listes du tirage pendant cette même période de
15 ans, qui a pour moyenne l'année 1824, Demonferrand évalue à 6,931,408 individus la
population *mineure* mâle.
Or, la population totale mâle, calculée d'après les recensements balancés de 1820 et de
1831, était de 15,216,163 habitants en 1824. (*Annuaire de* 1847.)
Le rapport de 6,931,408 à 15,216,163 est 0,455, plus de 4/9 !

1° *Les naissances* sont proportionnelles à la population *féconde.*

2° La population qui *produit* est proportionnelle à celle qui *engendre.*

3° Les décès du *premier* âge suivent, en général, la progression des *naissances.*

Cela posé :

Des naissances stationnaires indiquent une population *laborieuse* stationnaire. Dans ce cas, si la population totale augmente, comme en France depuis trente ans, il est manifeste que l'accroissement se compose uniquement d'impubères ou de stériles, d'enfants ou de vieillards; en tout état de cause, de consommateurs *improductifs,* la plaie saignante des nations modernes!

Si, en même temps que les naissances sont stationnaires, le nombre des décès augmente, comme en France; si cependant le nombre des *conscrits* ne diminue pas, il est évident que l'excès de mortalité frappe sur la population *majeure!*

Si la proportion des célibataires ne diminue pas et que le nombre des mariages augmente néanmoins plus que celui des jeunes gens, comme en France, il est clair que l'accroissement porte sur les *seconds* mariages et annonce une mortalité plus considérable dans la jeunesse du pays!

Isolé, le chiffre de la population totale n'apprend absolument rien sur la valeur réelle d'une nation, sur sa prospérité, sur sa force militaire. C'est un mal quand elle augmente en consommateurs improductifs ; un bien, lorsqu'elle s'accroît en producteurs. Il est, pour un homme d'Etat, très important de savoir faire cette distinction!

Voici, à cet effet, le principe général à suivre.

Le rapport de la population avec les naissances contemporaines est, toutes choses égales d'ailleurs, proportionnel au rapport entre les consommateurs et les producteurs, par conséquent en raison inverse de la prospérité publique!

Les analystes donnent le nom de *vie moyenne* au rapport de la population avec les naissances. Ce nom seul a suffi pour égarer leur jugement et leur faire prendre le signe infaillible d'une décadence rapide pour un indice de prospérité.

Vers l'année 1820, le rapport de la population aux naissances était en France 32 ; il est aujourd'hui 36 ; la vie moyenne s'est accrue *d'un huitième;* le bien-être moyen a diminué *d'un neuvième!*

Comment se fait-il que tant d'excellents esprits aient précisément pris le contre-pied de cette grave question?

Il est cependant bien facile de comprendre que la vie moyenne augmente *toujours* lorsque des endémies ou des épidémies désastreuses, telles que le typhus ou le choléra, viennent frapper les générations fécondes, en ménageant le premier âge!...

La vie moyenne fut-elle jamais à Paris aussi grande qu'en 1832, lorsque le choléra enlevait, à lui seul, vingt mille majeurs en deux mois? Dans le département de la Côte-d'Or, décimé par les affections typhoïdes, n'est-elle pas plus considérable aujourd'hui que dans aucune autre contrée de la France?

Pour juger sainement de la prospérité publique, ce n'est pas à la naissance qu'il faut mesurer la vie moyenne, mais à *la majorité.* Son accroissement est alors un signe de bien-être ; sa diminution, un symptôme assuré de décadence. Les tableaux de la mortalité, avec distinction d'âges, donnent le moyen certain de connaître cette valeur à diverses époques.

L'Annuaire du Bureau des Longitudes fournit, chaque année, ces renseignements primitifs pour la ville de Paris. Le calcul conduit aux résultats suivants :

Vie moyenne des têtes de vingt ans (1816—1823) . . . . . 33 ans 2/3
Vie moyenne des têtes de vingt ans (1840—1847) . . . . . 29 — 4/5
La diminution est environ *d'un neuvième!* . . . . 3 — 3/5

Dans cette lutte inégale de l'esprit humain contre l'esprit du Seigneur, un instant l'homme a chanté victoire, semblable au berger de Laban !... Tel est le prix de ses efforts....

Que peut, contre le sort, la raison mutinée ?

Le rapport de la population avec les décès contemporains généraux est un document sans valeur. Choisi pour base d'un travail sérieux, il conduit d'un passé mal compris à un avenir fabuleux !...

En voici une preuve positive :

Demonferrand, sur de semblables considérations, a établi l'échelle de *vitalité* des 86 départements. Au premier rang figure le Calvados ; le Bas-Rhin à l'avant-dernier.

Or, que répond la Providence à ces oracles téméraires ? Voici :

Dans le département *malade*, la population s'accroît avec une étonnante rapidité ! Dans le département *sain*, où l'on ne compte qu'un seul décès sur cinquante habitants, la dépopulation marche à grands pas !

Années 1847 et 1848. { Calvados. — Excéd. des décès sur les naissances, 3,232
{ Bas-Rhin. — Excéd. des naissances sur les décès, 5,879

Ces chiffres accablants n'ont pas besoin de commentaires ! (*Annuaires.*)

Ne nous lassons pas de le répéter : La vie des nations ne se mesure pas comme celle des individus. *L'homme meurt ; l'humanité ne meurt pas.* Il n'y a pour elle que prospérité ou décadence : prospérité, lorsque son intelligence vient en aide à la nature; décadence, lorsqu'elle en contrarie ouvertement les desseins !

« Presque tout le premier âge est maladie et danger, voilà la règle de la » nature! Pourquoi la contrariez-vous? Ne voyez-vous pas qu'en pensant la » corriger, vous détruisez son ouvrage? » (J.-J. ROUSSEAU.)

ÉTUDE ANALYTIQUE

SUR L'INFLUENCE DE LA VARIOLE AU 18ᵉ SIÈCLE

Et sur celle de la vaccine au dix-neuvième.

———◆———

> « Beaucoup de personnes ont eu réellement la petite
> » vérole, sans s'en douter. »
> *(Traité de l'inoculation. —* An VII.)

Une question capitale se présente.

Elle réclame une solution positive que la médecine ne peut donner, que l'analyse mathématique a, seule, le pouvoir de découvrir.

Par quel phénomène imprévu la vaccine a-t-elle préservé de la mort deux fois plus d'individus mineurs que la variole n'en faisait périr avant cette grande découverte?

I. Un fait, aussi extraordinaire que celui-ci, doit, avant tout, être démontré de manière à rendre la négation impossible.

Les évènements accomplis rendent cette démonstration facile.

Après de longues et scrupuleuses recherches dans un grand nombre de contrées diverses de l'Europe, Duvillard adopta la loi suivante :

Sur 11,671 décès généraux, la variole en occasionne 1,000, savoir : (*p.* 126).

1° de la naissance à l'âge de 3 ans. . . . . . 668, les deux tiers.

2° de l'âge de 3 ans à l'âge de 5 ans . . . . . 154 ⎫

3° de l'âge de 5 ans à l'âge de 10 ans. . . . . 86 ⎬ le tiers.

4° de l'âge de 10 ans à l'âge de 20 ans . . . . 55 ⎪

5° de l'âge de 20 ans à l'âge de 45 ans. . . . . 37 ⎭

TOTAL. . . . 1,000.

D'après cela, sur 500,000 garçons nouveaux-nés, la variole en enlevait 41,250 avant l'âge de 20 ans, 1,590 après cet âge, en tout 42,240.

Les individus préservés des atteintes du fléau par la vaccination, rentrent évidemment dans la loi commune de la mortalité. A cette donnée générale, négligée par La Condamine, ébauchée par Bernoulli et d'Alembert, Duvillard appliqua les ressources de l'analyse infinitésimale.

En supposant tous les enfants vaccinés, il fixa l'accroissement proportionnel des survivants de chaque âge, à égalité de naissances, ainsi qu'il suit : (*p.* 182).

1° Accroissement des survivants à l'âge de 10 ans. . . 119 sur mille.
2° Accroissement des survivants à l'âge de 20 ans. . . 129 *idem.*

L'ouvrage de ce savant et laborieux analyste, couronné par la première classe de l'Institut de France, sur le rapport favorable de Lagrange, Laplace et Legendre, fut imprimé en 1806 aux frais du gouvernement impérial. Cela suffit pour prouver que les documents qui servent de base à ce beau travail, concordaient avec les résultats *connus* de Paris et de la France.

Ces préliminaires posés, entrons en matière.

II. Les naissances moyennes annuelles de 1780 à 1784 s'élèvent à 969,801 [1]

Les naissances moyennes annuelles de 1820 à 1824 s'élèvent à 968,652 [2]

Donc les naissances de la deuxième période ne dépassent pas en nombre celles de la première. Voici un premier fait bien acquis!

Si tous les nouveaux-nés de 1820 à 1824 avaient été vaccinés, le nombre moyen des *conscrits* qui était de 249,600 vers 1802 (Duvillard), aurait dû s'accroître de 0,129, soit de 32,200.

Mais le rapport officiel sur les vaccinations de 1824, adressé au ministre de l'intérieur par l'Académie de médecine, enregistre 426,902 vaccinations pour 662,369 naissances; au plus les *deux tiers!*

D'après les bases précédentes, de 1802 à 1842, l'accroissement des conscrits ne devrait être que les deux tiers de l'accroissement intégral 32,200, c'est-à-dire seulement 21,500, et par suite les listes du tirage, dans la période *moyenne* 1842, ne devraient contenir que 271,100 jeunes hommes. Or, de 1835 à 1848 (14 ans, moyenne 1842), leur chiffre a été 305,600.

Donc, dans les 20 premières années de la vie, la vaccine a conservé 56,000 individus sur 500,000 garçons, dont les deux tiers seulement avaient été soumis à son influence. Si la vaccination eût été générale, la conservation se serait évidemment élevée à 84,000!

Mais, ainsi qu'on l'a vu (**I**), il n'en mourait que 41,250 par suite de la variole, avant l'âge de 20 ans.

Donc, en définitive, la vaccine a préservé de la mort deux fois plus d'individus mineurs que la variole n'en faisait périr.

Le fait capital que nous avons énoncé est désormais à l'abri de toute contestation sérieuse!..

III. Une seconde question se présente maintenant.

L'accroissement réel de 224 pour mille dans les survivants de 20 ans, a-t-il été afférent à un âge plutôt qu'à un autre? Les enfants ont-ils été plus ou moins préservés que les adolescents?

Gardons-nous avec soin de ces *moyennes* perfides qui séduisent la raison humaine et qui ont conduit, pas à pas, plusieurs de nos statisticiens modernes aux dernières limites de la logique!..

Sur ce point essentiel, les décès comparés de la ville de Paris, au 18e siècle et en 1844, vont nous fournir les renseignements nécessaires à la solution du problème.

Dans le tableau sommaire qui suit, la colonne (18e siècle) est textuellement extraite de Buffon; la colonne (1844) est tirée de l'Annuaire du Bureau des Longitudes pour 1846; elle est ramenée proportionnellement au même total général 13,187, des décès entre la naissance et l'âge de 100 ans.

---

[1] 1848. — Comptes-rendus de l'Académie des sciences, — n° 23.
[2] *Annuaire des Longitudes* pour 1851.

MORTALITÉ COMPARÉE DE LA VILLE DE PARIS.

AGES.	DÉCÈS.		AGES.	SURVIVANTS.		Augmentation.
	18e siècle.	1844.		18e siècle.	1844.	
0 à 3 ans	4766	3384	Naissances	13187	13187	»
3 à 4 ans	444	300	3 ans	8421	9803	1382
4 à 10 ans	1071	745	4 ans	7977	9503	1526
10 à 20 ans	507	925	10 ans	6906	8758	1852
20 à 30 ans	693	1779	20 ans	6399	7833	1434
30 à 100 ans	5706	6054	30 ans	5706	6054	348

De même que sur la généralité de la France, le nombre des survivants de 20 ans s'est accru de 224 pour mille à Paris, ainsi que ce tableau l'indique. La répartition des décès dans les 20 années intermédiaires, doit donc y être, par cette raison, à très peu près, *identique!*

Cela posé, la conclusion générale est simple.

La préservation *effective* cesse vers l'âge de 10 ans! — De 10 à 20 ans, la mortalité augmente! — A 3 ans 1/3, on compte déjà autant de préservés qu'à 20 ans! — Dans cet intervalle de 16 ans 2/3, il n'y a, d'un siècle à l'autre, ni augmentation, ni diminution sensibles!..

Donc, la préservation vaccinale a son principal effet dans les trois premières années de la vie.

Il y a loin de cette conclusion catégorique aux aperçus *moyens* de l'école de statistique moderne!..

Nous n'avons garde de contester le progrès des sciences et des arts ; mais, quoi qu'en ait pu dire un célèbre académicien, l'influence sensible de ce progrès sur la conservation des enfants à la mamelle est, pour le moins, hypothétique!.. La vaccine seule a, bien évidemment, opéré ce phénomène inattendu et, aussi longtemps que la réaction n'était pas connue, l'action lui en était universellement attribuée. (Duvillard. — *Journal d'Histoire naturelle.* — Mai 1808).

IV. Reportons un instant nos regards sur la généralité du pays et, pour apprécier avec une plus rigoureuse exactitude, l'influence de la vaccine pendant la minorité, rapprochons deux départements opposés dans leur conduite à son égard ; — la Côte-d'Or où tous les enfants sont vaccinés, au moins depuis 1819, et l'Aveyron où l'on compte à peine aujourd'hui une vaccination sur dix naissances!..

MOUVEMENT MOYEN DE 1839 A 1848.	Aveyron.	France.	Côte-d'Or.
Naissances annuelles.	11348	966315	9633
Liste moyenne du tirage (conscrits).	3466	305874	3476
Conscrits pour mille naissances des deux sexes	305	317	361

Telle est l'action de la vaccine!.. Voici maintenant la réaction produite par 28 années de cette pratique !

ÉLÉMENTS DE REPRODUCTION COMPARÉS.	Aveyron.	France.	Côte-d'Or.
	enfants.	enfants.	enfants.
Rapport des naissances aux mariages — 1820	4, 36	4, 59	4, 51
Rapport des naissances aux mariages — 1848	4, 21	3, 24	2, 73
Différence absolue	0, 15	1, 35	1, 78
Diminution proportionnelle (sur mille)	34	294	395

Dans l'état de transition où l'introduction de la vaccine a placé l'Europe entière, le seul moyen simple d'apprécier la *virilité* d'un peuple, sa force réelle dans une campagne de guerre, sa vie moyenne *à l'âge de la reproduction,* est de comparer le nombre des naissances à celui des mariages ! (Voir le discours préliminaire).

Nos mémoires précédents ont éclairci suffisamment cette grande question pour qu'il soit inutile d'insister. En deux mots, nous dirons que la Côte-d'Or fournit à la France le même nombre de soldats que l'Aveyron, mais qu'il en meurt environ deux tiers de plus, toutes choses d'ailleurs égales, pendant la durée du service militaire !...

V. Nous savons maintenant, à n'en pouvoir douter, que le vaccin préserve l'enfance, et particulièrement le premier âge, des maladies mortelles, autres que la variole *éruptive.*

Quelles sont ces maladies ?

Nous serions fort embarrassé de la solution de ce problème, si le hasard ne nous avait fait rencontrer un ouvrage remarquable à plus d'un titre, mais surtout par de patientes et scrupuleuses recherches. Dans cet ouvrage, imprimé en 1816 et intitulé : « Topographie médicale de Strasbourg ; » l'auteur, M. le docteur Graffenauer, présente la statistique de cette ville pendant la période décennale (1806—1815), période *de transition,* excessivement intéressante à étudier.

Avant l'année 1806, la vaccine n'était pratiquée à Strasbourg que comme essai. En l'an XIII, on n'y compta que 100 vaccinés.

Aussi, en 1806 et 1807, cette ville est encore manifestement sous l'influence variolique ! Dans ces deux années, on y compte en effet 353 décès *varioleux,* sur 4,366 de toute nature ; — 81 pour mille !

Au contraire, par suite des vaccinations pratiquées, *particulièrement en* 1811, Strasbourg est, à dater de 1812, sous l'empire de la vaccine ! Dans ces quatre années, on y compte en effet seulement 10 décès *varioleux* sur 8,328 de toute nature ; — 1, 2 pour mille !

Ce simple rapprochement est significatif. S'il y a quelque chose à apprendre, la comparaison des décès de l'enfance à ces deux époques doit évidemment nous le faire connaître, M. Graffenauer ayant établi cette balance, année par année, d'après les déclarations des médecins vérificateurs, préposés par l'autorité civile.

Au premier coup-d'œil jeté sur le tableau général des décès, on remarque immédiatement la diminution considérable des *convulsions* du premier âge ! de 1806 à 1811, la moyenne annuelle des *décès convulsifs* est de 583 ; de 1812 à 1815, elle n'est que de 471 !

Voici le tableau sommaire des deux périodes (1806—1807) et (1812—1815)
choisies pour termes plus exacts de comparaison (p. 134 et s.).

MORTALITÉ COMPARÉE DE LA VILLE DE STRASBOURG.

ÉLÉMENTS DE POPULATION COMPARÉS.	1806-1807.	1812 1815	Différences.
Décès généraux (moyenne annuelle)	2188	2042	— 146
Décès au-dessous de l'âge de 10 ans	1094	891	— 203
Décès au-dessus de l'âge de 10 ans.	1094	1151	+ 57
Décès *varioleux* généraux	177	3	— 174
Décès varioleux de 0 à 3 ans (2/3 du total) . .	118	2	— 116
Décès *convulsifs* du premier âge	579	471	— 108
Naissances (moyenne annuelle).	2065	2223	+ 158
Décès convulsifs pour *mille* naissances	280	212	— 68

Ce cadre tout restreint qu'il soit, est fécond en enseignements !

1° — Avant la vaccine, Strasbourg enregistrait *autant* de décès au-dessous de
l'âge de 10 ans qu'au-dessus. Ils ont diminué d'une manière très sensible dans
les dix premières années, depuis cette pratique !

2° — Les décès du premier âge, occasionnés par la variole et par les convulsions, ont diminué *simultanément* d'un nombre presque égal, depuis l'introduction de la vaccine !

3° — A égalité de naissances, les convulsions mortelles du premier âge ont
diminué environ d'*un quart* sous l'influence du vaccin, bien que cependant, de
1806 à 1815, on n'ait compté, en moyenne, que 55 vaccinations pour cent
naissances ! (Topographie médicale, p. 198.)

CONCLUSION.

En préservant le premier âge de l'éruption variolique, la vaccine l'a préservé simultanément de convulsions mortelles.

Ce fait est désormais bien acquis à la discussion !...

Or, dit la MÉDECINE-DOMESTIQUE : « Les convulsions qui précèdent l'éruption de la petite vérole cessent, pour l'ordinaire, dès que cette éruption a lieu. »

Elle ajoute plus loin : « Ces convulsions sont très alarmantes » (t. 4. 1789).

Donc, l'agent varioleux produit des convulsions SUI GENERIS, *très alarmantes, ne cessant que par l'éruptiou des pustules...* OU LA MORT !...

C'est, bien évidemment, de cette nature de convulsions *spéciales* que le vaccin préserve l'enfance !....

L'analyse mathématique des faits était seule capable de conduire à cette découverte inattendue.

En effet, à quels signes le praticien le plus exercé eût-il pu reconnaître la présence réelle de l'agent varioleux et hasarder un diagnostic, n'ayant pour guides que les spasmes et les cris des victimes de ce fléau dissimulé ? L'impossibilité était manifeste.

L'étude précédente conduit donc à cette conclusion simple et générale :

La fièvre varioleuse sans éruption (variolæ sinè variolis), *signalée par Sydenham, Boërhaave, Stoll, Thouvenel, etc., était autrefois infiniment plus fréquente et moins bénigne qu'ils ne l'ont pensé.*

Bénigne en effet, elle se laissait observer : maligne, elle se présentait sous un aspect formidable qui défiait toute autre investigation que celle du calcul.

En écrivant : — « *La moitié des hommes meurt sans avoir la petite vérole.* »
—La Condamine dit vrai. En ajoutant : — « *Elle ne vit pas assez pour l'attendre,* »
— il commet une erreur évidente.

En effet, n'est-il pas admis, depuis plus d'un siècle, que sur mille individus atteints de variole *bien caractérisée,* 165 succombent ? (Duvillard, p. 112.)

Or, sur mille décès généraux, on compte 86 décès varioleux de ce genre ; conséquemment 520 personnes environ atteintes par l'épidémie sur mille, dans le cours entier de leur existence, dont 400 avant l'âge de quatre ans !

En définitive :

Ou il faut admettre que 480 individus, sur mille de tout âge, n'ayant jamais éprouvé les atteintes de la variole, vivaient cependant, sans le moindre danger, au sein de la contagion ; — *ce qui révolte le sens commun !*

Ou il faut admettre que ces 480 personnes avaient eu la fièvre varioleuse *sans éruption,* la petite vérole, *sans s'en douter,* ainsi que le dit le Traité de l'inoculation de l'an VII, approuvé par l'Ecole de médecine ; — *ce qui semble parfaitement rationnel!...*

Il n'y a pas de porte dérobée à ce dilemme.

Comment un homme sérieux a-t-il osé dire que la moitié des hommes ne vit pas assez pour attendre une maladie qui emporte, dans les trois premières années de la vie, les deux tiers de ses victimes? Une de ces assertions ne dément-elle pas l'autre?

Les convulsions mortelles, dont la vaccine a préservé le premier âge, étaient des affections *gastro-intestinales!*

Les maladies qui ont doublé le danger de mort, dans la jeunesse, depuis la découverte de la vaccine, sont, ainsi que nous l'avons démontré, dans un Mémoire précédent, des affections *gastro-intestinales !* [1]

La vaccine n'a donc, en dernière analyse, supprimé aucune maladie; elle n'en a créé aucune. Elle a déplacé la mortalité générale, reporté la destruction de l'enfance à la virilité, sans rien changer d'ailleurs à la marche générale de la nature.

Cette découverte, après avoir été louée en prose, chantée en vers, payée généreusement en or, ne doit enfin être considérée aujourd'hui que comme la plus amère des déceptions d'un siècle fécond en ce genre.

---

[1] Voyez, à la fin de cet ouvrage, un essai de statistique médicale, contenant les trois propositions suivantes, démontrées avec toute la rigueur mathématique.

1° De 1800 à 1845, la mortalité de la jeunesse a doublé.

2° Les maladies du poumon n'ont pas eu de part sensible à cet accroissement.

3° Les affections gastro-intestinales en sont la cause immédiate.

RÉSUMÉ.

« Si la vaccine ne faisait que mettre une maladie à la place
» d'une autre,—si elle reportait sur la jeunesse la dette de l'enfance,
» — il faudrait la repousser, comme le plus funeste présent qui ait
» jamais été fait aux hommes!.»
(Académie de médecine. — *Rapport de 1850.*)

Sur 100 décès occasionnés par l'agent varioleux, on en comptait au 18ᵉ siècle environ 50 avant l'âge de 2 ans; — 67 avant l'âge de 3 ans; — 91 dans
les dix premières années; — 9 entre 10 et 45 ans. (Duvillard.)

Quant au rapport absolu des décès varioleux aux décès généraux, il y avait
une immense différence entre les villes et les campagnes. A Paris, à Vienne, à
Londres, à Berlin, etc., on admettait, pour proportion *moyenne*, 86 pour
mille ! (Duvillard.)

En supposant tous les enfants vaccinés et préservés, sans aucune exception,
l'accroissement probable des survivants de dix ans, semblait devoir être de
12 p. %. Ainsi l'évalua Duvillard en 1806, et avec lui la première classe de
l'Institut de France !..

Or, de 1820 à 1824, *les deux tiers* au plus des enfants ont été vaccinés.

Cependant l'accroissement incontestable des survivants de 10 ans a été de
27 p. %!.. La vaccine *généralisée* eût évidemment élevé ce chiffre à 40 p. %!

Or, au 18ᵉ siècle, sur 100 nouveaux-nés, 55 survivaient à l'âge de 10 ans sur
la généralité de la France. (Duvillard, Tables.)

Donc l'accroissement *intégral* des survivants de cet âge a été en définitive de
vingt-deux, sur 100 nouveaux-nés vaccinés.

Mais ce nombre de préservés — 22 p. % — est évidemment, *au minimum*,
celui des décès qu'occasionnait la variole dans les dix premières années. En lui
ajoutant *un dixième*, on doit fixer *au moins* à 24 par 100 naissances, le nombre
des victimes de tout âge que faisait l'hydre varioleuse, soit à visage découvert,
soit masquée sous le nom de convulsion dans l'enfance, — sous celui de fièvre
putride dans l'adolescence et la jeunesse.

Nous admettons, en conséquence, cette loi générale au 18ᵉ siècle, savoir :

Sur 100 nouveaux-nés, 24 mouraient de la variole, avec ou sans éruption
apparente, savoir : 16 avant l'âge de 3 ans; 22 dans les 10 premières années;
deux entre 10 et 45 ans.

Dans l'énoncé précédent, nous évitons toute espèce de distinction entre les
décès varioleux, externes ou internes, parce que leur rapport variait avec les
localités envahies par la contagion ! Dans les grandes villes, on comptait, toutes
choses égales d'ailleurs, plus de convulsions et moins d'éruptions; plus de
varioles internes, moins d'externes ! A la campagne, c'était l'inverse.

Nous n'avons point à rechercher ici les causes hypothétiques de ces faits; il
nous suffit de les préciser d'une manière incontestable. A chacun sa part de
travail !..

Voici, à cet effet, le sommaire du tableau de Sussmilch, duquel Duvillard n'a
extrait que le seul résultat relatif à la petite vérole, pour le placer à la page 106
de son ouvrage. (Archives statistiques, 1804, t. 2, p. 93).

NATURE DES MALADIES ET DÉCÈS DE L'ENFANCE.	Ville DE BERLIN. 18 années 1757 à 1775.	140 villages de Prusse. 10 années 1765 à 1775.
Petite vérole avec éruption (sur mille décès généraux)	82, 6	151, 0
Rougeole avec éruption (id. id.)	13, 1	22, 0
Convulsions et dentition (id. id.)	205, 0.	119, 0

Il est donc bien évident qu'au 18ᵉ siècle les maladies *éruptives* du premier âge étaient plus fréquentes à la campagne qu'à la ville, tandis que *les convulsions* l'étaient beaucoup moins! Il y avait à peu près *compensation*, ainsi que l'on peut en juger à première vue.

En définitive, il est infiniment probable qu'à un âge ou à l'autre, en quelque lieu que ce fût, apparente ou dissimulée, la variole attaquait *tout le monde,* et que le danger était presque *double* lorsque l'éruption ne sortait pas!.. *Externe,* la petite vérole enlevait le sixième des enfants; *interne,* les trois dixièmes. La mortalité *moyenne* causée par ce fléau était de 24 pour 100.

Aujourd'hui, la destruction générale est la même dans les *quarante* premières années de la vie; les organes attaqués sont encore les mêmes! Les âges intermédiaires ont seuls changé, et avec eux, les noms *modernes* de maladies affectant des symptômes nouveaux. *Masquée* sous le nom de convulsions, la variole interne dévorait l'enfance, elle décime aujourd'hui la jeunesse dans l'âge de la reproduction, *cachée* sous le nom général *d'entérites.* Il est des entérites *varioleuses,* comme des convulsions *varioleuses!..*

La loi générale de la Providence est immuable, précise, catégorique. Elle s'applique à tous les temps et à tous les lieux.

LOI GÉNÉRALE DE RÉPERCUSSION.

Toute entrave artificielle, mise à la mortalité naturelle de l'enfance, répercute infailliblement le danger de mort sur la période féconde de la vie ! [1]

C'est dans les trois premières années de la vie que la vertu fallacieuse du vaccin est signalée par une préservation extraordinaire. Elle diminue ensuite d'année en année jusqu'à cesse vers l'âge de dix ans! L'accroissement proportionnel des survivants atteint alors son *maximum.* Il est, ainsi qu'on vient de le dire, de 2/5 en cas de vaccination *générale ;* à l'âge de 20 ans, il est réduit à 1/3; à l'âge de 30 ans, à 1/10; vers l'âge de 40 ans, à zéro!.. L'épargne faite sur l'enfance est gaspillée par l'adolescence et par la jeunesse!..

De tous les départements de la France, la Côte-d'Or est le seul dans cette situation, parce que c'est le seul où la vaccine soit généralisée depuis plus de

[1] Cette loi n'est pas particulière à la vaccine! *Au dix-huitième siècle,* 13,189 décès généraux étaient ainsi répartis à Paris et à Londres. — (BUFFON.)

Edition Sonnini, tome XIX, p. 363 et suivantes.	PARIS.	LONDRES.
Décès de la naissance à l'âge de 10 ans.	6,281	5,902
Décès de l'âge de 10 ans à l'âge de 20 ans . . .	507	396
Décès de l'âge de 20 ans à l'âge de 30 ans . . .	693	1,146
Décès de l'âge de 30 ans à l'âge de 40 ans . . .	885	1,370
Décès de l'âge de 40 ans à l'âge de 50 ans . . .	962	1,442

30 ans. Aussi, le nombre de ses conscrits s'est-il accru *d'un tiers,* tandis qu'il n'augmentait que de *deux neuvièmes,* sur la généralité de la France !

En définitive, il est certain que la vaccine a préservé de la mort, dans la minorité, environ deux fois plus d'individus que n'en faisait périr la variole *éruptive,* avant cette découverte !

La vaccine a *déplacé* la variole, voilà tout ! Elle n'a fait surgir aucune maladie nouvelle. Exerçant une préservation *temporaire,* elle a reculé le développement du germe inconnu de ce contage ; elle a rejeté sur la période *féconde* de la vie les charges de la période *impubère !* La période *stérile* n'a jusqu'ici point souffert. Les convulsions du premier âge ont diminué ; elles ont été remplacées par les spasmes effrayants du typhus, quand est venue la fleur de la vie !..

Il n'y a là rien qui ne soit logique, rationnel, facile à comprendre, rien qui ne fût même facile à prévoir, car l'admirable instinct populaire l'avait immédiatement deviné !.. La marche de la révolution vaccinale est aussi simple en théorie que formidable en pratique !..

Dans cette voie nouvelle, Paris a précédé la France d'environ 8 années. Il a fallu ce temps pour que le mouvement sinistre, produit par cette révolution fatale, fût ressenti *avec la même intensité* sur l'ensemble du pays !.. Le Paris de 1816 représente la France de 1824 et la situation générale de 1848 est écrite dans le relevé mortuaire du Paris de 1840 ; il n'y a pas à s'y tromper !.. *Le décennal critique,* correspondant à la jeunesse de 20 à 30 ans, a été à Paris (1817-1826) ; en France (1825-1834). Le passé de l'un est *nécessairement* l'avenir de l'autre !..

Or, voici l'histoire officielle abrégée de la grande ville :

Sur *dix mille* décès généraux de tout sexe et de tout âge,

Buffon, au 18ᵉ siècle (1767) comptait à Paris	— 525	décès de 20 à 30 ans.
Duvillard, (Annuaire de 1813, note, p. 138) (1806)—	640	—	—
L'Annuaire de 1818 comptait — (1816)—	733	—	—
Les Annuaires de 1818 à 1821 — (1816 à 1819)—	900	—	—
Les Annuaires de 1822 à 1831 — (1820 à 1829)—	1088	—	—
Les Annuaires de 1832 à 1841 — (1830 à 1839)—	1210	—	—
Les Annuaires de 1842 à 1851 — (1840 à 1849)—	1340	—	—

A ce sujet, voici une observation capitale, justifiée par les relevés mortuaires de Paris et de tous les départements de France, dont l'importance ne saurait échapper aux lecteurs réfléchis, car elle tranche la question *de fait :*

Dans toutes les localités, et toutes choses égales d'ailleurs, le danger de mort s'est accru, pour les individus âgés de trente ans, dix ans plus tard que pour ceux de vingt ans !

Le 24 floréal an VIII, un comité central composé de 12 médecins fut chargé d'étudier la vaccine. Il présenta son rapport définitif *moins de trois ans après,* le 20 ventôse an XI. Aux objections, il se contenta de répondre par cette sentence : (Rapport officiel, p. 406)

« LA MULTIPLICITÉ DES OBSERVATIONS SUPPLÉE, EN MÉDECINE, AU TEMPS QUI DOIT NOUS INSTRUIRE. »

La vaccine triompha sous la pression de cette logique !!!...

ESSAI

DE STATISTIQUE MÉDICALE

EN FRANCE.

PROPOSITION PREMIÈRE.

De 1800 à 1845, la mortalité a doublé dans les rangs de la population de vingt à trente ans.

DÉMONSTRATION.

Deparcieux, membre de l'Académie des sciences au 18e siècle, après avoir ·compulsé avec le plus grand soin les registres de deux tontines qui fonctionnaient depuis très longtemps, établit, en 1746, la loi de la mortalité en France, à partir de l'âge de trois ans. (Voyez, à ce sujet, les Annuaires des Longitudes.)

Sur 814 jeunes gens de 20 ans, il compta une mortalité annuelle de huit individus entre 20 et 30 ans, soit à très peu près d'un pour cent.

Or, à cette époque, en France comme en Allemagne, le nombre des individus atteignant leur vingt-et-unième année était environ *moitié* du nombre correspondant des naissances, et le nombre des décès, entre la naissance et l'âge de vingt ans, *moitié* des décès généraux.

Baumann, en Prusse, compte 493 décès à cet âge sur mille de toute nature.

Sussmilch, en Allemagne, — 505 — —
Duvillard, en France, — 498 — —
Le résultat *moyen* est 499 — —

Huit cent quatorze jeunes gens de 20 ans répondaient donc alors à 1,624 naissances, et sur 1,624 décès généraux on comptait aussi, au 18e siècle, 80 décès entre vingt et trente ans, — soit 49 sur 1,000.

Cette proportion 0,049, déduite de la table de Deparcieux, se retrouve, sans variation, en l'an X (1802)! Sur 904,692 décès généraux en France, le *Moniteur*, numéro 109 de l'an XI, en enregistre 44,280 entre vingt et trente ans, — soit 49 sur 1,000.

Mais il n'en est pas de même à Paris, où la vaccine s'est introduite, au commencement de l'an VIII, dans la plupart des familles aisées. En effet, sur 10,000 décès généraux dans cette ville, Buffon en comptait 525 entre vingt et trente ans. Déjà le relevé mortuaire de l'an X nous montre ce chiffre *proportionnel* accru d'un cinquième, — 630 ; en 1816, il s'élève à 733 !.... (Annuaire des Longitudes pour 1818.)

Passons maintenant à l'époque actuelle.

En premier lieu, le *Moniteur* du 21 décembre 1848 indique, comme chiffre *officiel* de la mortalité annuelle des troupes françaises *à l'intérieur*, DEUX POUR CENT. Le rapport fait par le général Oudinot à l'Assemblée nationale en 1850 indique la même proportion moyenne.

C'est le double du chiffre donné par Deparcieux au 18e siècle !

L'armée française se compose cependant des hommes d'élite du peuple ; elle est incontestablement mieux vêtue, mieux nourrie et entretenue dans des conditions d'hygiène et de salubrité infiniment plus favorables que la population correspondante du pays !

En second lieu, les relevés de l'Etat civil de Paris, réunis pour la période décennale (1840—1849), indiquent 40,022 décès de 20 à 30 ans, sur 298,751 décès généraux classés par âge (Annuaires), c'est-à-dire une mortalité de 1,340 sur 10,000, relative à l'année *moyenne* 1845.

C'est plus que deux fois et demie le chiffre donné par Buffon !

C'est le double du chiffre *moyen* de 1809. (1802—1816.)

Enfin, en 1849, la mortalité, entre 20 et 30 ans, s'élève à Paris au chiffre foudroyant de 1,455 sur 10,000, double de 1816 !...

Cette première proposition est donc incontestable. La durée moyenne d'une génération (34 ans) a suffi pour opérer le doublement !...

PROPOSITION DEUXIÈME.

Les maladies du poumon n'ont pas eu de part sensible à l'accroissement de la mortalité de la jeunesse, depuis l'année 1817.

DÉMONSTRATION.

Au 1er mars 1817, la ville de Paris fut recensée : elle contenait 55,601 jeunes hommes de 20 à 30 ans. — Sur ce nombre de jeunes hommes et dans cette même année, M. Benoiston de Châteauneuf, sur l'invitation de M. le préfet de la Seine et d'après les déclarations des médecins vérificateurs, constata 340 décès pulmonaires, *soit 634 sur 100,000.*

(Recherches statistiques, 1821, Imprimerie royale, tableaux 4 et 34).

En 1838, sur un effectif de 25,000 soldats, casernés à Paris, à Chaillot, à Courbevoie, etc., 159 moururent par suite de l'une quelconque des maladies pulmonaires, *soit 636 sur 100,000.*

(Statistique de l'hôpital militaire du Gros-Caillou. — 1842. — Baron Michel).

Cette deuxième proposition est donc incontestable.

PROPOSITION TROISIÈME.

Le doublement de la mortalité de la jeunesse depuis 1800, reconnaît pour causes immédiates principales les affections gastro-intestinales.

DÉMONSTRATION.

L'année 1838 fut à Paris au-dessous de la moyenne mortuaire. On n'y compta que 25,797 décès généraux.

Sur un effectif de 25,000 soldats casernés à Paris, à Chaillot, à Courbevoie, etc., 491 moururent cette même année à l'hôpital du Gros-Caillou ; 243 succombèrent par suite d'affections gastro-intestinales, entérites, dothinentérites, fièvres typhoïdes, etc.

(Statistique militaire du Gros-Caillou, citée précédemment).

Donc, dès l'année 1838, les affections gastro-intestinales causaient, à très peu près, *la moitié* des décès militaires.

Le nombre de ces décès est aujourd'hui 2 p. % de l'effectif (Propon 1re). Les décès, par suite d'affections gastro-intestinales, s'élèvent donc aussi à environ *un pour cent !*

En d'autres termes, les affections intestinales détruisent aujourd'hui, *à elles seules,* à très peu près autant de jeunes gens de 20 à 30 ans, que toutes les maladies *réunies* en emportaient au 18e siècle. (Prop^{on} 1re.)

Cette troisième proposition est donc incontestable.

En définitive :

Les affections gastro-intestinales sont devenues infiniment plus meurtrières pour la jeunesse depuis que la petite vérole a cessé de dévorer l'enfance, ainsi qu'elle faisait autrefois.

Les citations suivantes aideront peut-être les médecins à donner de ce phénomène remarquable une explication parfaitement rationnelle.

« L'agent varioleux produit l'inflammation de l'estomac, ainsi que celle des » intestins. » (Stoll. Aph. 290 et 301.) — « C'est par une *gastro-entérite* aigüe, » premier effet de l'agent contagieux, que *débute* la variole. » (Broussais, Pr. 142.) « La fièvre qui *précède* la variole est toujours due à la *gastro-entérite.* » (Dr Boisseau.) « Dans certains cas, l'inflammation des *organes digestifs* est tellement » violente que l'éruption est *entièrement empêchée.* Alors la fièvre persiste et la » *gastro-entérite* continue ses progrès. » (Bégin. Physiologie pathologique, p. 245.)

Quant à nous, notre travail est à peu près fini. Nous écrivons l'histoire de la vaccine et laissons à d'autres le soin d'ériger un système complet.

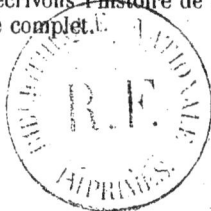

RÉSUMÉ GÉNÉRAL.

L'agent contagieux de la variole a deux modes de propagation, l'un par le simple contact, l'autre par les miasmes ambiants dans l'atmosphère des malades.

Dans l'enfance, l'absorption contagieuse se fait à peu près indifféremment par l'enveloppe cutanée et par l'enveloppe muqueuse ; dans l'âge adulte, la transmission se fait en général par l'air, et l'absorption par la muqueuse intestinale.

De même qu'il a deux voies d'absorption, l'agent varioleux a aussi, plus particulièrement au début de la maladie, deux modes d'action, l'un interne, l'autre externe. Le premier, l'invariable effet de ce contage est de produire, très peu de jours après l'absorption intestinale, une fièvre aigüe continue souvent accompagnée dans l'enfance par de violentes convulsions qui présentent un imminent danger ! Cette entérite, *sui generis*, avec ou sans éruption cutanée, constitue *seule* la variole, à tel point qu'elle en garantit pour l'avenir. (Stoll.)

Lorsque la fièvre varioleuse n'est pas *éruptive*, elle ne se distingue que par des nuances très délicates, particulièrement par son odeur *spécifique* (Stoll), d'entérites aigües avec lesquelles il est facile, mais dangereux de la confondre. Le traitement utile dans ces dernières, peut être meurtrier dans l'entérite varioleuse. Dans tous les cas, éruptive ou non, la variole est d'autant plus dangereuse que le malade est plus âgé.

On comptait au 18ᵉ siècle, sur la généralité de la France, à peu près autant de varioles internes que d'externes ; un peu moins dans le premier âge, un peu plus dans la jeunesse. Leur nombre dépendait surtout de la nature des travaux *populaires*; les varioles internes étaient beaucoup plus fréquentes dans les grandes villes, et les externes dans les campagnes. Toutefois, entre les décès causés par les unes et par les autres, il y avait compensation *numérique* réciproque. Les décès varioleux de toute espèce comptaient pour *vingt-quatre centièmes* des décès généraux !

Cette proportion est encore la même aujourd'hui ! Le vaccin ne détruit que pour un temps, dont l'âge de puberté est la limite supérieure, la faculté d'absorption des tissus organiques. Après cette époque, le germe varioleux se développe, malgré les *revaccinations!* Néanmoins, *dans ce dernier cas,* la variole est plus souvent interne, — par suite bien plus dangereuse !..

Quel que soit l'aspect de la variole externe ou interne, elle est bénigne *dans son isolement;* sa malignité ne résulte que de sa combinaison avec quelque cause morbide intercurrente, particulièrement avec le *typhus,* la plus commune des endémies. C'est isolée, bénigne par conséquent, que Sydenham et Boërhaave ont observé la variole *interne;* maligne, elle défie l'investigation, surtout dans les premières années de la vie, par son formidable aspect !

Plus étudiée aujourd'hui, en raison même de sa fréquence insolite au plus bel âge de l'existence, la variole interne des vaccinés a reçu les noms nouveaux d'entérite, d'entérite folliculeuse, de fièvre typhoïde, etc. L'entérite n'est le plus souvent qu'une variole *discrète* et la fièvre typhoïde est toujours une variole *confluente!* Le danger de toutes deux tient à la nature occulte de la combinaison qui les constitue; leurs symptômes plus ou moins alarmants à l'époque plus ou moins ancienne où cette combinaison s'est effectuée !

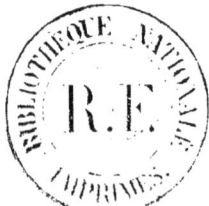

FIN.

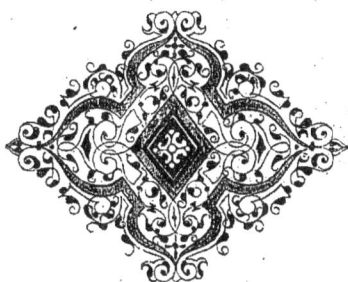

www.ingramcontent.com/pod-product-compliance
Lightning Source LLC
Chambersburg PA
CBHW060538200326
41520CB00017B/5288